BEI GRIN MACHT SICH IHR WISSEN BEZAHLT

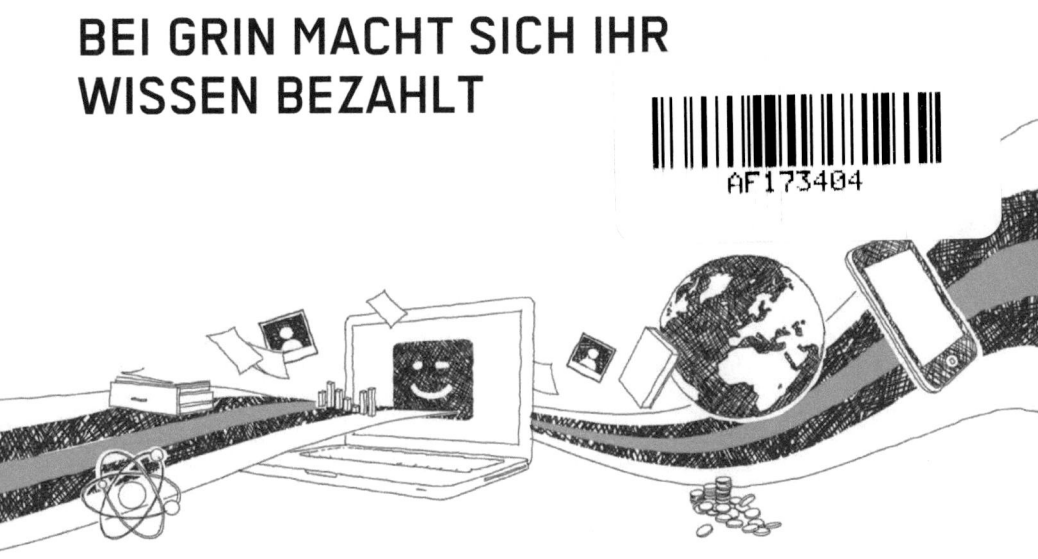

AF173404

- Wir veröffentlichen Ihre Hausarbeit,
  Bachelor- und Masterarbeit

- Ihr eigenes eBook und Buch -
  weltweit in allen wichtigen Shops

- Verdienen Sie an jedem Verkauf

Jetzt bei www.GRIN.com hochladen
und kostenlos publizieren

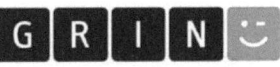

Bibliografische Information der Deutschen Nationalbibliothek:

Die Deutsche Bibliothek verzeichnet diese Publikation in der Deutschen National-
bibliografie; detaillierte bibliografische Daten sind im Internet über http://dnb.d-
nb.de/ abrufbar.

Impressum:

Copyright © 2009 GRIN Verlag
Druck und Bindung: Books on Demand GmbH, Norderstedt Germany
ISBN: 9783640552290

Dieses Buch bei GRIN:

https://www.grin.com/document/143943

Peter Janakiew

Korporatismus im deutschen Gesundheitswesen

Führt eine Erosion des korporativen Ordnungsmodells zur Staatsmedizin?

GRIN Verlag

GRIN - Your knowledge has value

Der GRIN Verlag publiziert seit 1998 wissenschaftliche Arbeiten von Studenten, Hochschullehrern und anderen Akademikern als eBook und gedrucktes Buch. Die Verlagswebsite www.grin.com ist die ideale Plattform zur Veröffentlichung von Hausarbeiten, Abschlussarbeiten, wissenschaftlichen Aufsätzen, Dissertationen und Fachbüchern.

Besuchen Sie uns im Internet:

http://www.grin.com/

http://www.facebook.com/grincom

http://www.twitter.com/grin_com

HAUSARBEIT

KORPORATISMUS IM DEUTSCHEN GESUNDHEITSWESEN

Führt eine Erosion des korporativen Ordnungsmodells zur Staatsmedizin?

von

Peter Janakiew

abgegeben am 29. August 2009 im Prüfungssekretariat

SRH Fernfachhochschule Riedlingen

Ökonomie des Gesundheits- und Sozialwesen

Bachelor-Studiengang

Gesundheits- und Sozialwirtschaft

INHALTSVERZEICHNIS

ABKÜRZUNGSVERZEICHNIS

GKV	Gesetzliche Krankenversicherung
GKV-Modernisierungsgesetz	Gesetz zur Modernisierung der gesetzlichen Krankenversicherung vom 14. November 2003 (BGBl. I 2190), zuletzt geändert durch Artikel 1 G. v. 15. Dezember 2004 (BGBl. I 3445); Geltung ab 01.01.2004, abweichend davon siehe Artikel 37
GKV-Wettbewerbsstärkungsgesetz	Gesetz zur Stärkung des Wettbewerbs in der gesetzlichen Krankenversicherung vom 26. März 2007 (BGBl. I S. 378), zuletzt geändert durch Artikel 4 G. v. 15. Dezember 2008 (BGBl. I S. 2426); Geltung ab 01.04.2007, abweichend davon siehe Artikel 46
KBV	Kassenärztliche Bundesvereinigung
PatBeteiligungsV	Patientenbeteiligungsverordnung vom 19. Dezember 2003 (BGBl. I S. 2753), die durch Artikel 457 der Verordnung vom 31. Oktober 2006 (BGBl. I S. 2407) geändert worden ist
SGB V	Fünftes Buch Sozialgesetzbuch - Gesetzliche Krankenversicherung - (Artikel 1 des Gesetzes vom 20. Dezember 1988, BGBl. I S. 2477), das zuletzt durch Artikel 1 des Gesetzes vom 30. Juli 2009 (BGBl. I S. 2495) geändert worden ist
Vgl.	vergleiche

ABBILDUNGSVERZEICHNIS

1 EINLEITUNG

„Sind wir auf dem Weg von der korporatistischen Selbstverwaltung zur Staatsmedizin?"[1]

Das deutsche Gesundheitswesen ist seit der im Jahr 1883 durch Bismarck erfolgten Einführung des Krankenversicherungssystems geprägt von der Einflussnahme zahlreicher Interessenverbände, welche an der Formulierung und Durchführung der staatlichen Gesundheitspolitik maßgebend beteiligt sind.

Seit Mitte der 1970er Jahre unterliegt das deutsche Gesundheitswesen zahlreichen Reformversuchen, die vor allem eine wettbewerbsorientierte Gesundheitsversorgung in Zukunft gewährleisten sollen. Im Mittelpunkt politischer Diskurse und Reformbemühungen steht dabei neben der stationären Gesundheitsversorgung sehr oft auch die ambulante Gesundheitsversorgung der Bevölkerung. Auf dem Weg zur zielorientierten Gesundheitsversorgung haben die traditionellen korporatistischen Strukturen auf der Mesoebene des deutschen Gesundheitswesens die zahlreichen Reformen erheblich erschwert oder sogar verhindert.

Mit der jüngsten Gesundheitsreform, in Form des 2007 verabschiedeten GKV-Wettbewerbsstärkungsgesetzes, hat die Gesundheitspolitik nachhaltig begonnen in das komplexe Ordnungs- und Steuerungssystem des ambulanten Sektor des Gesundheitswesens einzugreifen, was zu nachhaltigen Veränderungen in der Steuerung und Finanzierung des Sektors geführt hat beziehungsweise führen wird.

In Folge dessen befürchten die zahlreichen Interessensverbände, im komplexen Ordnungs- und Steuerungssystem der ambulanten Krankenversorgung, welches von den Krankenkassen und den kassenärztlichen Vereinigungen dominiert wird, einen deutlichen Verlust der traditionellen Einflussnahme auf gesundheitspolitische Entscheidungen erleiden zu müssen. Dies wird vor allem mit der Verschiebung von korporatistischen Steuerungskompetenzen hin zu wettbewerblichen Steuerungsinstrumentarien begründet. In diesem Zusammenhang sprechen ausgewiesene Kenner der deutschen Gesundheitspolitik daher oft von einer Erosion des korporativen Ordnungs- und Steuerungsmodells in der Gesetzlichen Krankenversicherung. Andere befürchten sogar die Etablierung einer Staatsmedizin in Deutschland.

---

[1] Mit dieser Frage eröffnete KBV-Chef Köhler eine Podiumsdiskussion zur Frage „Ambulante Versorgung 2020: verplant, verkauft, verstaatlicht?", erschienen in KLARTEXT, Ausgabe Juli 2009, Seite 4

Bei der Klärung der Frage, ob es eine Dekorporatisierung der Akteursbeziehungen im ambulanten Sektors des Gesundheitswesens gibt, werden nachfolgend zunächst der Begriff des Korporatismus erläutert und die beiden wichtigsten beteiligten Akteure vorgestellt. Anschließend wird an ausgewählten Beispielen aufgezeigt, inwieweit das 2007 verabschiedete GKV-Wettbewerbsstärkungsgesetz tatsächlich zur Erosion der korporatistische Steuerung im ambulanten Sektor geführt hat.

2 KORPORATISMUS IM GESUNDHEITSWESEN

Das Gesundheitswesen und die Gesundheitspolitik sind in Deutschland auf der Mesoebene sehr stark von der Einflussnahme einer Vielzahl an Interessensverbänden durchzogen. Einige von ihnen sind an der Willensbildung und Entscheidungsfindung staatlicher Gesundheitspolitik beteiligt und übernehmen, beruhend auf Vorschriften im Sozialgesetzbuch, staatliche Aufgaben (Korporatismus). Daneben existiert eine Vielzahl von Interessensverbänden, die ausschließlich Forderungen von außen an den Staat heran tragen, ohne bei der Willensbildung und Entscheidungsfindung de facto beteiligt zu sein (Pluralismus).

2.1 Begriff des Korporatismus

Der Begriff "Korporatismus" in seinem heutigen Verständnis entstand in den 1970er Jahren, als die politische Einflussnahme einzelner Interessensverbände (so genannter Spitzenverbände) so bedeutend war, dass dies mit der These des Pluralismus nicht erklärt werden konnte. Es waren maßgebend Philippe Schmitter und Gerhard Lehmbruch, die mit ihren Forschungen zu Verbänden und ihren Wechselbeziehungen zu den staatlichen Entscheidungsstrukturen damals ein neues Korporatismus-Verständnis geprägt hatten, das heute als Ergänzung zur These des Pluralismus angesehen wird.[2]

Beim Korporatismus stehen im Zentrum der Verhandlungsführung der Staat auf der einen Seite und monopolistische Interessensverbände mit staatlicher Anerkennung auf der anderen Seite, was ein gegenseitiges Abhängigkeitsverhältnis begründet. Die Bündelung und Organisation von Einzelinteressen in Interessensverbänden führt dazu, dass das Machtungleichgewicht zwischen den Mitgliedern mit ihren vielen Einzelinteressen auf der einen Seite und dem Staat als oberste politische Institution auf der

---

[2] Vgl. Sebaldt, M. (2006). Seite 292 ff.

anderen Seite ausgeglichen wird. Im Gegensatz zum Pluralismus werden beim Korporatismus die Interessensverbände gezielt in den politischen Willensbildungs- und Entscheidungsprozess eingebunden sowie staatliche Aufgaben auf diese Interessensverbände übertragen. Weiteres Merkmal des Korporatismus ist die Zwangsmitgliedschaft in den Interessensverbänden, die in ihrer Anzahl begrenzt sind und sich unter anderem nach Struktur und Funktion von einander unterscheiden, so dass zwischen diesen Interessensverbänden im Regelfall kein Wettbewerb besteht.[3]

Für den Staat bedeutet die Einbindung der Interessensverbände in die Politik sowie die Übertragung staatlicher Aufgaben auf diese Interessenverbände vor allem Arbeitsentlastung und eine bessere Implementierung der politischen Entscheidungen. Im Umkehrschluss besteht der entscheidende Nachteil für den Staat in der zunehmenden Machtstärkung der beteiligten Interessensverbänden und der damit verbundenen Konfliktgefahr bei Entscheidungsprozessen, in Folge dessen der Staat die Fähigkeit verliert, eigenverantwortlich Politik zu betreiben und seine Interessen durchzusetzen.

In der folgenden Abbildung werden die Rolle und Aufgaben von Interessensverbänden im Korporatismus zusammenfassend dargestellt:

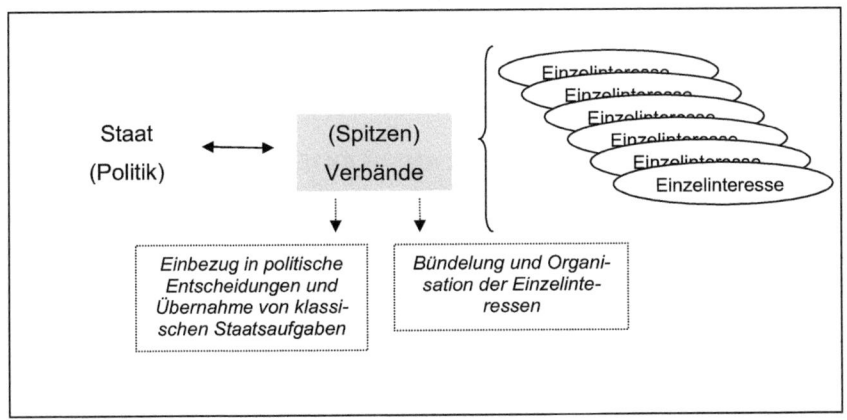

Abbildung 1: Rolle und Aufgabe der Interessensverbände im Korporatismus
Quelle: eigene Darstellung

---

[3] Vgl. Sebaldt, M., Straßner, A. (2004). Seite 41 f.

2.2 Koporatistische Steuerung des Gesundheitswesens in Deutschland

Auf der Makroebene erlassen der Bund und die Länder - aufgrund ihrer im Sozial-staatsprinzip begründeten Verantwortung für die Gesundheitsversorgung der Bevöl-kerung - Gesetze beziehungsweise Rechtsverordnungen, welche einen allgemein verbindlichen Ordnungsrahmen für das Gesundheitswesen darstellen.

Die Ausgestaltung und Steuerung des Gesundheitswesens, im Sinne der praktischen Umsetzung der Gesundheitspolitik, erfolgen auf der Mesoebene. Das heißt, Ausges-taltung und Steuerung sind - wie im Sozialgesetzbuch gesetzlich verankert - auf be-stimmte Interessensverbände des Gesundheitswesens übertragen. Diese Übertra-gung begründet sich unter anderem im fehlenden Fach- und Detailwissen auf der politischen Ebene. Die beauftragten Institutionen und Organisationen legen verbindli-che Richtlinien für das Gesundheitswesen fest und schließen für die jeweiligen Steu-erungsebenen und Interessengruppen Verträge ab.

Hierdurch hat sich unter anderem der heute bestehende Mix aus staatlichen und korporatistischen Steuerungselementen im stationären und im ambulanten Sektor des deutschen Gesundheitswesens entwickelt. Das korporatistische Steuerungssys-tem mit seinen vielen gesetzlich verbrieften sowie teilweise historisch bedingten Ve-tomöglichkeiten hat bis dato gesundheitspolitische Entscheidungen des Bundes und der Länder auf dem Weg zur Reformierung des Gesundheitswesen oft negativ beein-flusst oder sogar verhindert.[4]

3 INTERESSENSVERBÄNDE IN DER AMBULANTEN VERSORGUNG

Im System der ambulanten Versorgung - hierzu gehören alle Behandlungsleistungen, die außerhalb von Krankenhäusern (Akut-Krankenhäuser, Fachkrankenhäuser, Re-habilitationskliniken) erbracht werden; dies sind beispielsweise die Arzneimittel- und die Heilmittel-Versorgung - steht die ambulante vertragsärztliche und -zahnärztliche Versorgung im Mittelpunkt der Betrachtung.

Die Ausgestaltung und Steuerung über die Leistungserbringung im ambulanten Sek-tor des Gesundheitswesens wurde im Wesentlichen bereits in den 1950er Jahren auf Landesebene auf zwei Spitzenverbände, - die Kassenärztlichen Vereinigungen und die Verbände der Krankenkassen - gesetzlich übertragen. Auf Bundesebene sind

---

[4] Vgl. Blankart, C. B., Fasten, E. R., Schwintowski, H.-P. (2009). Seite 61 ff.

diese Spitzenverbände heute vertreten durch die Kassenärztliche Bundesvereinigung (§ 77 SGB V) auf Seite der Leistungsträger sowie dem GKV-Spitzenverband (§ 217a SGB V) auf Seite der Finanzierungsträger. Beide sind anerkannte Selbstverwaltungen mit Eigenverantwortung bei der Erfüllung ihrer staatlichen Aufgaben, unterstehen dennoch der staatlichen Aufsicht durch das Bundesministerium für Gesundheit.

In der folgenden Abbildung wird das System der ambulanten Versorgung im Bereich der gesetzlichen Krankenversicherung skizziert. Zur besseren Übersicht wird auf die Darstellung der Heil- und Arzneimittelversorgung innerhalb des Systems verzichtet.

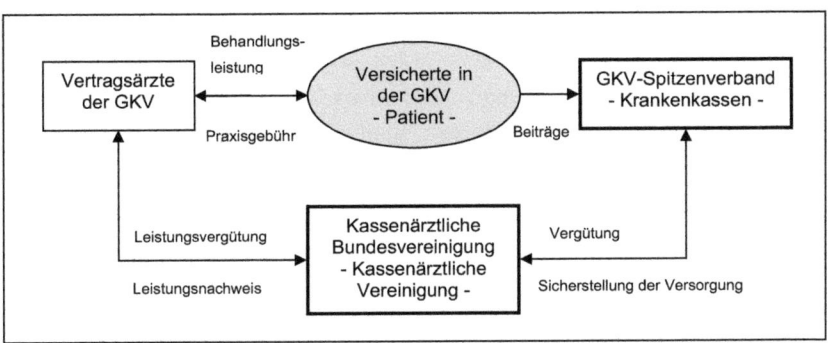

Abbildung 2: System der ambulanten Versorgung im Bereich der GKV (ohne Heil- und Arznei-mittelversorgung)

Quelle: in Anlehnung an Krippner-Stikklas, S. (2007). Seite 109

Nachfolgenden werden die beiden wichtigsten Interessensverbände beziehungsweise Verhandlungspartner im korporatistischen Steuerungssystem der ambulanten Versorgung etwas näher dargestellt. Obwohl beide für sich in Anspruch nehmen, Interessensvertreter der Patienten zu sein, wird später gesondert auf die Rolle der Patientenverbände in der Gesetzlichen Krankenversicherung eingegangen.

3.1 GKV-Spitzenverband

Die Einführung des GKV-Wettbewerbsstärkungsgesetzes führte zur Etablierung eines Interessensverbandes aller gesetzlichen Kranken- und Pflegekassen, dem GKV-Spitzenverband.

Der GKV-Spitzenverband ist nach § 217a des SGB V die gemeinsame gesetzliche Vertretung aller Krankenkassen auf Bundesebene und hat die Rechtsform einer Körperschaft des öffentlichen Rechts. Die Gründung des GKV-Spitzenverbandes war am 1. Juli 2007, die Übernahme aller gesetzlichen Aufgaben erfolgt ab 1. Juli 2008.[5]

Das Aufgabenportfolio des GKV-Spitzenverbandes im Bereich der Gesetzlichen Kranken- und Pflegeversicherung ist sehr vielfältig, genauso wie seine Möglichkeiten auf die Ausgestaltung des Gesundheitswesens in diesem Bereich einzuwirken. Mit der Einführung des GKV-Wettbewerbsstärkungsgesetzes wurden 166 gesetzliche Aufgaben auf dem GKV-Spitzenverband übertragen.[6] Zu den wichtigsten Aufgaben zählt die bundesweite Gestaltung der Rahmenbedingungen innerhalb der Gesetzlichen Kranken- und Pflegeversicherung.

Mit der Übertragung zusätzlicher gesetzlicher Aufgaben aus anderen Gesetzen zur Gesetzlichen Krankenversicherung zum 1. Januar 2009 in Verbindung mit der sozialpartnerschaftlicher Selbstverwaltung wird die Unabhängigkeit des GKV-Spitzenverbandes gegenüber dem Staat bei der Ausgestaltung der gesetzlichen Kranken- und Pflegeversicherung weiter unterstrichen und betont. Das selbsternannte Ziel des GKV-Spitzenverbandes ist es *"der staatlichen Einflussnahme auf die gesetzliche Krankenversicherung entgegenzuwirken"*[7].

3.2 Kassenärztliche Bundesvereinigung

Die Kassenärztliche Bundesvereinigung ist nach § 77 SGB V die gemeinsame gesetzliche Vertretung aller 17 Kassenärztlichen Landesvereinigungen und hat die Rechtsform einer Körperschaft des öffentlichen Rechts. Für die rund 148.000 niedergelassenen Vertragsärzte und -psychotherapeuten, die an der ambulanten kassenärztlichen Versorgung teilhaben wollen, besteht eine Zwangsmitgliedschaft.[8]

Bereits 1955 wurde mit dem Gesetz über das Kassenarztrecht den Kassenärztlichen Vereinigungen der alleinige Sicherstellungsauftrag für die flächendeckende und qualitätsgesicherte ambulanten Versorgung übertragen, welche mit den Krankenkassen vertraglich vereinbart und geregelt wird. Daneben ist die Kassenärztliche Bundesvereinigung historisch bedingt der wichtigste Interessensverband und Einflussnehmer auf dem Gebiet der Gesundheitspolitik und wird entsprechend stark bei allen Ent-

---

[5] Vgl. GKV Geschäftsbericht 2008, Seite 8
[6] eine detaillierte Auflistung dieser Aufgaben findet sich online unter:
http://www.gkv-spitzenverband.de/upload/Aufgaben_GKV-Spitzenverband_-Liste-_1321.pdf
[7] GKV Geschäftsbericht 2008, Seite 21
[8] Vgl. Die Kassenärztliche Bundesvereinigung – ein Kurzportrait

scheidungen eingebunden. Mit den anderen Vertragspartnern des Gemeinsamen Bundesausschusses[9] werden durch die Kassenärztliche Bundesvereinigung unter anderem der Leistungskatalog der Gesetzlichen Krankenversicherung und die Gebührenordnung der niedergelassenen Vertragsärzte verhandelt.

Bedingt durch verschiedene Faktoren, unter anderem auf Grund ihres hohen Organisationsgrades und ihrer nachgewiesenen Konfliktfähigkeit, erlangte die Kassenärztliche Bundesvereinigung eine andauernde und nicht zu unterschätzende Macht gegenüber der Politik sowie den Krankenkassen.[10]

4 KORPORATISMUS UND GESUNDHEITSREFORM

Die Reform des Gesundheitswesens hat sich seit ihrem offiziellen Beginn – er war im Jahr 1977, als das Krankenversicherungs-Kostendämpfungsgesetz (kurz KVKG) eingeführt wurde - bis heute in mehreren Stufen vollzogen.[11]

Der Staat wollte zu Reformbeginn in das korporatistische System der Finanzierung, Versorgung und Regulierung innerhalb der Gesetzlichen Krankenversicherung nicht eingreifen und versuchte die Stabilisierung der Beiträge durch freiwillige Verpflichtungen von Seiten der Kassenärzte und der Krankenkassen zu erreichen. In der Literatur wird in diesem Zusammenhang von der korporatistischen Strategie der Kostendämpfung gesprochen, welche als gescheitert gilt.[12]

Mit der Gesundheitsreform 2007 sollten vor allem die Wirtschaftlichkeit und Qualität der Versorgung durch mehr Transparenz und einen intensiveren Wettbewerb verbessert und die Wahl- und Entscheidungsmöglichkeiten der Versicherten ausgeweitet werden. Insbesondere durch das im Jahr 2007 verabschiedete GKV-Wettbewerbsstärkungsgesetz wurde das Verhältnis von staatlichen, korporatistischen und wettbewerblichen Steuerungselementen neu definiert, wodurch die Beziehungen von Staat und Interessensverbänden innerhalb der Gesetzlichen Krankenversicherung verändert wurden.

---

[9] Der Gemeinsame Bundesausschuss ist das oberste Gremium der Selbstverwaltung und setzt sich unter anderem aus Vertreter der Kosten- und der Leistungsträger zusammen. In Form von allgemein verbindlichen Richtlinien bestimmt der Gemeinsame Bundesausschuss unter anderem den Leistungskatalog der Gesetzlichen Krankenversicherung.
[10] Vgl. Noweski, M. (2004). Seite 30
[11] Vgl. Kraus, K. (Hrsg.) (2001). Seite 80
[12] Vgl. Noweski, M. (2004). Seite 45

In Folge dessen ist eine Dekorporatisierung in bestimmten Bereichen der Gesetzlichen Krankenversicherung, wie sie Gerlinger[13] beschreibt, festzustellen. Nachfolgend wird anhand ausgewählter Beispiele aufgezeigt, wie die Gesundheitsreform von 2007 in das korporative Ordnungsmodell eingreift und stellenweise zu einer teilweisen Erosion in diesem führt.

Es kann aber nicht von einem grundsätzlichen Verlust an Bedeutung der gesetzlichen Interessensverbände gesprochen werden, dies zeigt sich unter anderem in der Stärkung bestehender Interessensverbände. Vielmehr ändern sich nachhaltig die Voraussetzungen und Rahmenbedingungen der korporatistischen Steuerungselemente innerhalb der Gesetzlichen Krankenversicherung.

4.1 Liberalisierung des Vertragsrechts

Ein Wesensmerkmal einer korporativen Ordnung ist das Bestehen von Kollektivverträgen zwischen den beteiligten Akteuren. Im ambulanten Sektor des Gesundheitswesens wurden diese Kollektivverträge im Regelfall zwischen den Kassenärztlichen Vereinigungen einerseits und den Krankenkassenverbänden andererseits geschlossen.

Bereits die Verabschiedung des GKV-Modernisierungsgesetzes führte zu einer Liberalisierung des Vertragsrechtes, die unter anderem darin besteht, dass gemäß § 140 b Abs.1 SGB V die Krankenkassen von den Kollektivverträgen abweichende Selektivverträge zur Gesundheitsversorgung mit einzelnen Ärzten oder Gruppen von Ärzten schließen dürfen. Auch ist es möglich, dass im Bereich der Integrierten Versorgung die Krankenkassen einen Selektivvertrag mit einer Managementgesellschaft schließen. Der Abschluss der Selektivverträge geschieht unter Umgehung der Kassenärztlichen Vereinigungen. Auf diese Weise sollen die Krankenkassen, bisher weitgehend auf die Funktion des Finanzierungsträgers beschränkt, in die Lage versetzt werden, gegenüber den Leistungsträgern - zum Beispiel Ärzte in der vertragsärztlichen Versorgung - direkt Kostensenkungen und Qualitätsverbesserungen durchzusetzen.[14]

---

[13] Prof. Dr. phil. Dr. rer. med. Thomas Gerlinger, Direktor des Instituts für Medizinische Soziologie an der Johann Wolfgang Goethe-Universität Frankfurt
[14] Vgl. Gerlinger, T. (2002). Seite 24

Die folgenden ambulanten Versorgungsformen werden durch Selektivverträge im
Sinne des SGB V geregelt:

- Hausarztzentrierte Versorgung (§ 73 b SGB V)
- Besondere ambulante ärztliche Versorgung (§ 73 c SGB V)
- Integrierte Versorgung (§ 140 a SGB V)

Die Kassenärztlichen Vereinigungen erleben durch den Wegfall ihres Vertragsmono-
pols im Bereich der vertragsärztlichen Versorgung eine deutliche Herabminderung
ihrer Rolle sowie ihrer Steuerungskompetenz im Gesundheitswesen und müssen
sich durch Neupositionierung auf den Wandel einstellen.

Anderseits dürfen auch die Kassenärztlichen Vereinigungen seit April 2007 mit einzelnen oder mehreren Krankenkassen Selektivverträge zur hausarztzentrierten Versorgung, welche alle Krankenkassen anbieten müssen, abschließen.

4.2 Finanzierung der gesetzlichen Krankenkasse

Mit der Verabschiedung des GKV-Wettbewerbsverstärkungsgesetzes wurden die
gesetzlichen Regelungen zur Einführung des Gesundheitsfonds zum 1. Januar 2009
geschaffen; damit wurde nachhaltig die Finanzierung der gesetzlichen Krankenkassen verändert.

Die bedeutendste Neuerung ist der bundesweit einheitliche Beitragssatz, welcher
von der Bundesregierung per Rechtsverordnung festgelegt wurde. Hierdurch kommt
es zur Entmachtung der Krankenkassen, welche bis dato im Rahmen ihrer Selbstverwaltung eigenständig die Beitragssätze festlegen durften und nun ihre Finanzau-
tonomie verloren haben. Es bleibt ihnen nur noch ein finanzpolitischer Spielraum bei
der Erhebung des Zusatzbeitrages.

Daran ist zu erkennen, wie widersprüchlich die Entscheidungen der Gesundheitspolitik sind. Einerseits werden durch Gründung des GKV-Spitzenverbandes die korporatistische Steuerung des Gesundheitswesens und die Rolle der Krankenkassen unterstrichen sowie gestärkt und zeitgleich erleiden die Krankenkassen an anderer Stelle
eine Dekorporatisierung.

4.3 Konsequenzen für die Patienten

Auf der Ebene der einzelnen Patienten haben einige der mit dem GKV-Wettbe-werbsstärkungsgesetz eingeführten Neuerungen, vor allem der Gesundheitsfond mit dem einheitliche Beitragssatz ab 1.Januar 2009, eine umstrittene Auswirkung.

Das bisherige Arzt-Patient-Verhältnis sowie das bisherige Kasse-Patient-Verhältnis sind durch die Einführung des GKV-Wettbewerbsstärkungsgesetzes gegenwärtig im Grunde genommen unverändert. Nach Meinung des Verfassers sind die Verhältnisse zwischen Patient-Arzt bzw. Patient-Krankenkasse ein fundamentales und gleichzeitig sehr diffiziles Problem des Gesundheitswesens. Dies zeigte sich bei der durchge-führten Literaturrecherche in der Form, dass zu der Problematik der konkreten Aus-wirkungen der Dekorporatisierung auf die Patienten keine abschließenden Veröffent-lichungen ausfindig gemacht werden konnten.

Es ist zu erwarten, dass die mit der Dekorporatisierung zunehmende Fragmentierung und sogar Konfrontation zwischen den Interessen von Krankenkassen, Kassenärztli-chen Vereinigungen und Ärzten zumindest temporär zu Störungen in der Zusam-menarbeit dieser drei Gruppen führt, die sich zwangsläufig negativ auf die Versor-gung der Patienten auswirken (zum Beispiel aufgrund eines Streiks der niedergelas-senen Ärzte).

Im Zusammenhang mit den weitreichenden Veränderungen im korporatistischen Steuerungssystem des ambulanten Versorgungssektors wäre es angebracht, sich nicht nur mit Fragen der Dekorporatisierung (im Sinne der teilweisen Einschränkung der Kompetenzen und Machtbefugnisse von Kassenärztlichen Vereinigungen und Krankenkassen), sondern auch mit der Notwendigkeit einer Neukorporatisierung - bei der die Interessenvertretungen der Patienten eine Rolle spielen - auseinander zu setzen.

4.4 Patienten-Interessensvertretung

Die Kassenärztlichen Vereinigungen sowie die Krankenkassen nehmen für sich in Anspruch, die Interessen ihrer Patienten zu vertreten. Es besteht jedoch naturgemäß eine erhebliche Divergenz zwischen den Interessen dieser drei Akteure, so dass we-der die Kassenärztlichen Vereinigungen noch die Krankenkassen dem Anspruch der

Patienten objektiv gerecht werden können.[15] Mit der Neuverteilung der Machtverhältnisse und der damit verbundenen Dekorporatisierung in bestimmten Bereichen des
Gesundheitswesens entstand mehr Raum für die bestehenden Interessensvertretun-
gen der Patienten.

Mit Inkrafttreten des GKV-Modernisierungsgesetzes im Januar 2004 wird erstmals
den Interessenvertretungen der Patienten ein Mitberatungs- und Antragsrecht im
Gemeinsamen Bundesausschuss eingeräumt, jedoch kein Stimmrecht (§ 140 f SGB
V).[16] Zudem wurde im Zuge des GKV-Modernisierungsgesetzes von der Bundesregierung das Amt eines Beauftragten für die Belange der Patientinnen und Patienten
eingeführt.[17] Die Aufgaben des Patientenbeauftragten definieren sich in den §§ 140
h, 139 b und 303 b SGB V, hierzu gehören unter anderem die Vertretung der Patien-
teninteressen bei der politischen Willens- und Entscheidungsfindung sowie die Stärkung der Patientenrechte gegenüber den Leistungs- und Finanzierungsträgern im
Gesundheitswesen.

Zweifelsohne ist es sehr kompliziert, den Organisationsgrad der Patienten und damit
die Konfliktfähigkeit sowie die Bedeutung ihrer Vertreterverbände deutlich zu erhö-
hen. Jedoch solange die Patienten, die ja letztendliche Objekt des ambulanten Ver-
sorgungssystems sind, nicht eine angemessene Rolle innerhalb der korporativen
Ordnung spielen, wird diese korporative Ordnung nicht ausgewogen sein. Aus diesem Grund ist zu erwarten, dass die Gesundheitspolitik die Rolle der Patientenverbände zukünftig weiter stärken und die Neugründung unterstützen wird.

5 ZUSAMMENFASSUNG

Die zu beobachtende Zunahme von Dekorporatisierungstendenzen im deutschen
Gesundheitswesen ist vor allem ein politischer Versuch, die historisch bedingten
Machtverhältnisse im ambulanten Sektor neu zu ordnen. Dabei sollen die verkruste-
ten Strukturen zur Steuerung sowie Ausgestaltung in diesem Sektor aufgebrochen
und die Akteure zunehmend einem Wettbewerb unterzogen werden. Vor allem ist
festzustellen, dass die Politik versucht, die Position der Krankenkassen als Finanzie-

---

[15] Bandelow, Nils C. (2004). Seite 8
[16] Zurzeit sind folgende Organisationen anerkannte Patientenvertreter im Sinne des SGB V in Verbindung mit § 2 PatBeteiligungsV und im Gemeinsamen Bundesausschuss vertreten: der Deutsche Be-
hindertenrat (DBR), die BundesArbeitsGemeinschaft der PatientInnenstellen (BAGP), die Deutsche
Arbeitsgemeinschaft Selbsthilfegruppen e. V. und die Verbraucherzentrale Bundesverband e. V..
[17] Das Amt wird derzeit von Frau Diplom-Psychologin Helga Kühn-Mengel bekleidet.

rungsträger in der gesetzlichen Krankenversicherung gegenüber den Leistungsträgern zu stärken.

Zum Beispiel findet eine Dekorporatisierung im Bereich der Kassenärztlichen Vereinigungen statt, wo der Staat die Handlungsspielräume der Krankenkassen stärkt und die Stellung der Kassenärztlichen Vereinigung schwächt. So können Krankenkassen direkt, das heißt ohne Beteiligung der Kassenärztlichen Vereinigungen, mit einzelnen oder gemeinschaftlichen Leistungserbringern Verträge abschließen. Aber auch die Krankenkassen verlieren zum Teil ihre bisherige Verhandlungs- und Gestaltungsmacht, da mit der Einführung des Gesundheitsfonds die Höhe der Krankenkassenbeiträge nicht mehr von den Krankenkassen, sondern seit Januar 2009 vom Staat festgelegt wird. Anderseits ist aber auch der Fortbestand, ja sogar ein Bedeutungszuwachs korporatistischer Steuerungskompetenzen zu beobachten, was sich zum Beispiel in der Gründung des GKV-Spitzenverbandes und des ihm gesetzlich übertragenen Aufgabenportfolio zeigt.

In Anbetracht dieser Sachlage kann zusammenfassend festgestellt werden, dass eine durchgängige Dekorporatisierung im ambulanten Sektor des Gesundheitswesens (noch) nicht erfolgt. Vielmehr variieren die Aufwertung oder Abwertung der korporatistischen Steuerungskompetenzen der Akteure in Abhängigkeit von der individuellen Handlungs- bzw. Problemsituation. Zum Teil sind sogar gegenläufige Tendenzen zu beobachten, so dass zum jetzigen Zeitpunkt (noch) nicht von Staatsmedizin im deutschen Gesundheitswesen gesprochen werden kann und es weiterhin ein Nebeneinander von staatlichen, koporatistischen und wettbewerblichen Steuerungsinstrumente im ambulanten Sektors des Gesundheitswesen geben wird..

LITERATURVERZEICHNIS

Bandelow, Nils C. (2004): Akteure und Interessen in der Gesundheitspolitik: Vom Korporatismus zum Pluralismus?; erschienen in: Politische Bildung 37/2, 2004, 49-63; online unter: http://www.nilsbandelow.de/gepoakte.pdf [25.08.09]

Blankart, C. B., Fasten, E. R., Schwintowski, H.-P. (2009): Das deutsche Gesundheitswesen zukunftsfähig gestalten Patientenseite stärken - Reformunfähigkeit überwinden. Berlin: Springer.

Gerlinger, T. (2002): Zwischen Korporatismus und Wettbewerb: Gesundheitspolitische Steuerung im Wandel. Berlin: Wissenschaftszentrum Berlin für Sozialforschung (WZB); online unter: http://bibliothek.wzb.eu/pdf/2002/p02-204.pdf [25.08.09]

GKV-Spitzenverband (Hrsg.): Geschäftsbericht 2008; online unter: https://www.gkv-spitzenverband.de/upload/GKV-GB_web_5611.pdf [25.08.09]

KLARTEXT, Das Magazin der Kassenärztlichen Bundesvereinigung. Ausgabe Juli 2009; online unter: http://www.kbv.de/publikationen/360.html [25.08.09]

Kraus, K. (Hrsg.) (2001): Sozialstaat in Europa: Geschichte, Entwicklung, Perspektiven. Wiesbaden: Westdeutscher Verlag

Krippner-Stikklas, S. (2007): Lehrbuch Fachwirt/in im Sozial- und Gesundheitswesen (IHK) Band 1. Sozial- und Gesundheitsökonomie. Bern: Huber.

Nagel, A. (2008): Politische Entrepreneure als Reformmotor im Gesundheitswesen? Eine Fallstudie zur Einführung eines neuen Steuerungsinstrumentes im Politikfeld Psychotherapie. Wiesbaden: Verlag für Sozialwissenschaften.

Noweski, M. (2004): Der unvollendete Korporatismus - Staatliche Steuerungsfähigkeit im ambulanten Sektor des deutschen Gesundheitswesens. Berlin: Wissenschaftszentrum Berlin für Sozialforschung (WZB); online unter: http://bibliothek.wz-berlin.de/pdf/2004/i04-304.pdf [25.08.09]

Sebaldt, M. (2006). Klassiker der Verbändeforschung. Wiesbaden: Verlag für Sozialwissenschaften

Sebaldt, M., Straßner, A. (2004): Verbände in der Bundesrepublik Deutschland: Eine Einführung; Studienbücher Politisches System der Bundesrepublik Deutschland. Wiesbaden: Verlag für Sozialwissenschaften

Wendt, C. (2009): Krankenversicherung oder Gesundheitsversorgung? Gesundheitssysteme im Vergleich. Wiesbaden: Verlag für Sozialwissenschaften.

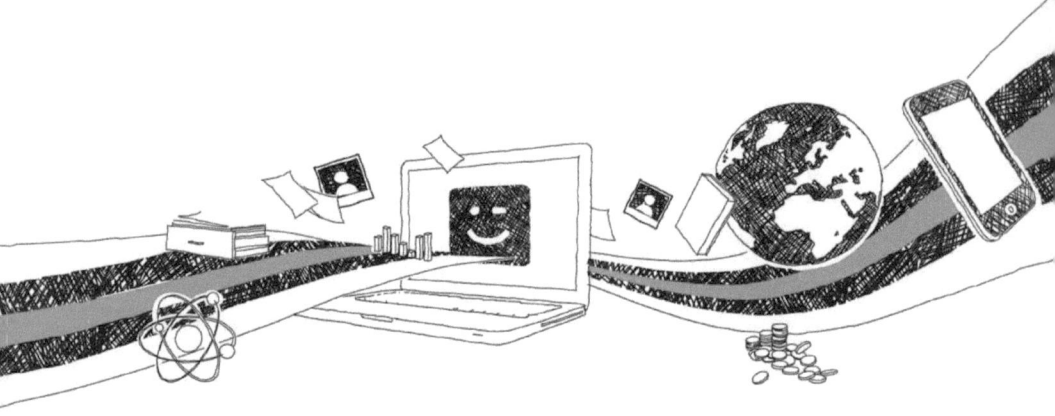
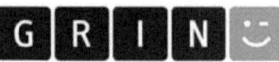